Bonnet.

Bonnet

MÉMOIRE

SUR

LES VIRUS.

MÉMOIRE

SUR

LES VIRUS;

Par M. BONNET,

Docteur en médecine de la faculté de Paris, l'un des rédacteurs du journal médical de la Gironde.

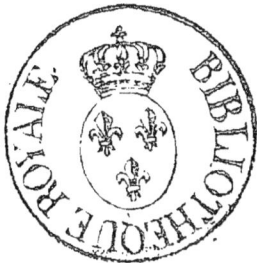

A BORDEAUX,

Chez LAWALLE jeune, Imprimeur de la Société royale de Médecine, allées de Tourny, n°. 20.

1825.

MÉMOIRE

SUR

LES VIRUS.

Depuis qu'on ne se paye plus de mots en médecine, et que l'esprit de critique soumet tout à une discussion sévère, la science a pris une direction vraiment philosophique, et c'est à cette circonstance qu'elle doit les progrès récens qu'elle a faits. Le principe de l'essentialité des fièvres invinciblement refuté ; l'absurdité du système de l'innéité des tubercules généralement reconnue ; l'identité des phlegmasies articulaires démontrée ; tels sont les principaux fruits de l'heureuse révolution qui s'est opérée dans nos idées médicales depuis dix ans. Toutefois, il faut en convenir, la nouvelle doctrine laisse beaucoup à désirer : il existe encore une infinité de points de pathologie, sur lesquels les réformateurs eux-mêmes ne sont pas d'accord. Demandez-leur, par exemple, ce qu'ils pensent des virus : les uns vous répondront qu'ils ne croient pas à ces êtres mystérieux ; les autres soutiendront au contraire qu'on ne saurait en nier la réalité. Comme cette question importante est maintenant un objet de controverse, et que malgré la discussion lumineuse à laquelle elle a donné lieu, nous ne pouvons pas dire qu'elle soit résolue, j'ai pensé que nos abonnés verraient avec plaisir qu'on s'en occupât dans ce journal. La tâche que je m'impose sera peut-être au-dessus de mes forces; mais si je reste loin du but que je veux atteindre, si je n'ajoute rien aux travaux de ceux qui m'ont précédé, j'aurai du moins la satisfaction d'avoir cherché comme eux à contribuer au triomphe de la vérité.

La doctrine de la contagion qu'on professe encore dans nos écoles, et qui préside à notre police sanitaire, repose sur ce principe fondamental, que l'unique cause des maladies contagieuses est un virus. Suivant cette manière de voir, toute contagion suppose un agent spécifique qui la détermine, et cet agent est un germe qui, toujours identique, ne fait que se transporter d'un individu à un autre, presque sans s'altérer, et qui produit constamment un état morbide essentiellement le même. Si vous ajoutez à cela : 1°. que ce germe ne se développe jamais spontanément; 2°. qu'il ne se communique pas au moyen de l'air; 3°. que les saisons n'en modifient nullement l'activité; 4°. qu'il sévit indifféremment sur tous les sujets, vous aurez le tableau complet de la théorie des affections virulentes que *Fracastor* créa en 1547, et qui est parvenue jusqu'à nous, telle, pour ainsi dire, qu'elle sortit des mains de son auteur.

Les partisans du système de la contagion citent des faits qui militent en faveur de leur opinion. Mais lorsqu'on apporte dans l'examen de cette hypothèse un esprit indépendant et dégagé de prévention, on s'aperçoit sans peine que tout y est vague, indéterminé. Une chose qui déjà devrait jeter sur elle beaucoup de défaveur, c'est que *Fracastor*, ami intime du cardinal *Bembo*, ne publia son ouvrage que pour seconder les vues politiques du Saint-Siége : les historiens de cette époque racontent en effet que le pape *Paul III*, voulant transférer le Concile de Trente à Boulogne, n'aurait exécuté ce dessein qu'avec la plus grande difficulté, s'il ne s'était servi de la plume du médecin de Vérone, pour établir la réalité de la contagion d'une maladie qui régnait alors. Mais ce qui aurait dû surtout ébranler les esprits, et engager du moins à n'adopter la théorie des contagionistes qu'avec restriction, c'est qu'elle ne roule, comme je l'ai dit plus haut, que sur quatre ou cinq propositions, qui toutes sont inadmissibles dans l'état actuel de la science.

La plupart des auteurs, par exemple, qui ont écrit sur les maladies contagieuses, posent en principe qu'elles ne se développent jamais spontanément. Etablir un pareil fait, c'est dire que les germes morbifiques existent tout formés dans la nature ; c'est, en d'autres termes, avancer une chose qu'on ne peut prouver. Je vais plus loin, faire de l'absence de la spontanéité, dans le développement, un des caractères distinctifs des affections, dont les propriétés communicables sont bien avérées, c'est aller contre ce que l'observation

atteste chaque jour : la rage, la variole sont très-certai-
nement susceptibles de se déclarer d'une manière spon-
tanée ; il n'est guère possible même de contester que
ce ne soit à cette circonstance qu'il faut en grande
partie attribuer la propagation du dernier de ces états
morbides, malgré les divers moyens qu'on avait em-
ployés pour s'en préserver jusqu'à la découverte de la
vaccine. Quant à la syphilis et à la gale, qu'on re-
garde généralement comme ne pouvant être produites
que par le contact, je suis loin de penser qu'elles
fassent exception. En supposant en effet qu'il fût bien
démontré qu'elles ne surviennent que de cette manière aujourd'hui, il n'en resterait pas moins hors de
doute, qu'il n'en a pas toujours été ainsi : les premiers hommes assurément ne furent pas atteints de
ces sortes de lésions ; et pour ne pas remonter à des
époques trop reculées, l'une d'elles n'avait pas été
observée avant la fin du quinzième siècle (l'an 1493).

Les partisans de la contagion, dominés apparem-
ment par une idée préconçue, ont avancé encore que
l'air ne servait pas de véhicule aux virus : le contact
médiat ou immédiat peut seul, suivant eux, favoriser
leur action sur le corps humain. Mais s'il est vrai que
la variole règne pour l'ordinaire épidémiquement, il est
clair qu'alors le principe matériel qui la détermine se
trouve répandu dans l'atmosphère : il y a plus que d'un
simple contact, c'est en quelque sorte une véritable
pénétration.

Une autre chose que les médecins contagionistes ont
eu tort d'établir, c'est que les saisons n'exercent aucune

influence sur les affections que les virus occasionnent.
N'y eut-il, en effet, que la petite vérole qui, aban-
donnée à elle-même, fut constamment et sensiblement
modifiée par le cours des saisons, que ce fait suffirait
seul pour démontrer qu'on n'est pas fondé à poser en
principe que les maladies virulentes se propagent en
tout temps, sans aucune circonstance adjuvante, etc.

Ces Messieurs étaient-ils plus en droit de nier la né-
cessité des dispositions individuelles ; je ne le pense pas :
une preuve que cette condition est indispensable au développement de quelques affections contagieuses, c'est
qu'elles n'attaquent en général qu'une fois dans la vie,
et qu'on voit des personnes qui ne contractent jamais la
variole, et chez qui même la vaccine reste sans action.

Les caractères dont je viens de parler, ne reposent,
comme on voit, ni sur l'observation, ni sur le raison-
nement. Il n'en est aucun, en outre, qui appartienne à
l'universalité des maladies contagieuses, et qui puisse,
par conséquent, servir à les distinguer essentiellement.
Mais ce n'est pas sous ce rapport seul que la doctrine
qui nous occupe me paraît défectueuse : on peut l'atta-
quer encore dans ce qu'elle a de plus fondamental,
dans ce principe qui établit que toute affection communicable suppose un agent spécifique qui la détermine.
Cette proposition, en effet, n'est incontestable que
lorsqu'on la considère d'une manière absolue : il serait
difficile certes de ne pas convenir que les maladies qui
ont la propriété de se transmettre par le contact,
sont occasionnées par une cause particulière, spécifique, autre enfin que celle qui produit les lésions ordi-

naires qui nous affligent (1). Mais lorsqu'on l'envisage sous le même point de vue que les contagionistes, on ne tarde pas à s'apercevoir que, puisque ces Messieurs reconnaissent un grand nombre d'affections communicables, elle entraîne nécessairement cette conséquence, qu'il y a beaucoup de germes morbifiques ; or, l'observation atteste que les cas où l'existence d'un principe contagieux ne saurait être révoquée en doute sont infiniment rares. La théorie des affections virulentes qu'on professe dans nos écoles est donc erronée ; elle achevera de paraître insoutenable, si l'on se donne la peine de remarquer qu'on va, dans cette hypothèse, jusqu'à admettre des virus pour des états pathologiques, qui ne sont transmissibles ni par le contact, ni par l'intermédiaire de l'air ambiant.

Ce n'est pas en procédant de la sorte qu'on pouvait espérer de résoudre le problème le plus compliqué de la médecine ; il y avait, selon moi, une manière plus philosophique de se diriger dans ce dédale de difficultés; disons-le franchement, s'il règne encore tant d'obscurité

(1) On a beau dire qu'il n'y a pas de virus ; tant qu'il demeurera démontré : 1°. que le pus de la variole, transmis d'un individu à un autre par voie d'inoculation, produit chez celui-ci une maladie semblable à celle dont le premier est atteint ; 2°. que le pus d'une plaie qui ne diffère en rien du précédent, du moins en apparence, inséré sous la peau, ne détermine aucun phénomène pathologique appréciable, tant que de pareils faits, dis-je, demeureront démontrés, il le sera également qu'il y a dans le premier de ces liquides quelque chose qui n'existe pas dans l'autre. Maintenant, que vous appeliez *ce quelque chose*, ce *quid divinum*, virus, germe, principe, cause spécifique, peu importe ; l'essentiel est que vous reconnaissiez la réalité du fait.

sur le point important de pathologie dont il s'agit ici, c'est que les médecins qui s'en sont occupés, imbus des préjugés et des doctrines de leur temps, n'ont pas su s'en affranchir. On serait arrivé, n'en doutons pas, à des résultats plus positifs, et le système qui préside à notre police sanitaire n'eût pas été créé, si avant de chercher à déterminer le nombre des maladies contagieuses et des êtres mystérieux qui les produisent, on s'était bien pénétré du véritable sens qu'on doit attacher aux mots *virus* et *contagion*. Le meilleur moyen, en effet, d'avancer la solution d'une question, c'est de se faire une idée juste des élémens qui la composent. Or, je soutiens que si l'on avait réfléchi : 1°. qu'on entend par virus, *des principes, des germes, qui toujours identiques, ne font que se transporter d'un individu à un autre, presque sans s'altérer, et qui produisent des maladies essentiellement les mêmes, quels que soient les temps, les circonstances, les lieux dans lesquels on les observe* (1); 2°. que le mot *contagion* ne signifie, rigoureusement parlant, que la *transmission d'un état morbide par contact médiat ou immédiat*, je soutiens, dis-je, qu'on aurait senti que la route qu'on avait prise, loin de conduire au but, ne pouvait qu'en éloigner ; on ne se serait point livré à des spéculations vagues et hypothétiques, comme on l'a fait jusqu'ici. Mais puisque, d'une part, ce sont des causes spécifiques qui produisent les maladies contagieuses, et que de l'autre, le seul caractère distinctif des lésions de ce genre est la propa-

(1) Nacquart.

gation par le contact, on se serait attaché à déterminer quelles sont les affections qui se développent de cette manière; leur nombre aurait nécessairement fourni celui des virus. Que si l'on m'objecte que le contact n'est pas le moyen unique de transmission dont jouissent ces derniers, puisqu'il est prouvé que certains d'entre eux ont aussi l'air pour véhicule, je répliquerai à cela, que sans doute il est vrai que quelques germes morbifiques peuvent se disséminer dans l'atmosphère et occasionner le développement de maladies absolument semblables sur plusieurs individus à la fois; mais ces maladies ayant en même temps la propriété de se communiquer par inoculation, cette circonstance suffit pour empêcher qu'on ne les confonde avec celles qui ne dépendent jamais que des altérations générales du fluide aérien. Les cas de cette espèce ne font donc pas exception; ils rentrent évidemment dans la classe des précédens. Cela posé, la question qui nous occupe se trouve réduite à ses plus simples termes; il ne faut plus, pour la résoudre, qu'examiner l'une après l'autre les maladies qu'on a jusqu'ici regardées comme contagieuses. Pour procéder avec ordre, je parlerai d'abord des affections dont les propriétés communicables sont bien avérées; passant ensuite à celles dont la contagion peut être contestée ou qui réellement ne sont pas transmissibles par le contact, j'aurai le nombre exact des virus qui existent.

De toutes les maladies, réputées virulentes, celle sur laquelle on est le plus d'accord, celle dont personne ne révoque en doute la contagion, c'est sans contredit

la petite vérole. Cette phlegmasie se développe par contact médiat ou immédiat ; le pus qui remplit les pustules
qui la caractérisent, introduit sous la peau, occasionne
le même état morbide chez un individu isolé, malgré
la salubrité des lieux :. ce serait donc aller contre ce
qu'il y a de plus évident, que de soutenir qu'elle n'est
pas produite par un germe morbifique. Mais comme
d'une part, on a vu plus haut que la transmission par le
contact est la démonstration péremptoire de la réalité
d'un virus, et que de l'autre, lorsque la variole survient
sans cause appréciable, c'est-à-dire, sans contact ou
inoculation préalable, elle a néanmoins alors la propriété
de se communiquer, il est clair que la circonstance de
sa spontanéïté ne saurait être alléguée en preuve de la
non-existence du principe inconnu qui la détermine.
On ne serait pas plus en droit d'objecter contre cette
manière de voir, qu'il y a quelques sujets qui ne contractent jamais l'affection dont il s'agit ici, ou que le
cours des saisons en modifie visiblement la marche et
l'intensité ; car, je le répète, dès le moment que la contagion est prouvée, la spécificité de la cause l'est également.

La vaccine, maladie particulière aux vaches, se déclare sans cause appréciable et se propage par voie de
contagion chez ces animaux ; le liquide qui la détermine,
appliqué chez l'homme sur le derme mis à nu, s'accom-
pagne toujours des mêmes phénomènes pathologiques.
On ne saurait donc s'empêcher d'admettre encore pour
cette affection l'existence d'un germe morbifique.

La réalité du virus lyssique ne peut pas plus être con-

testée que celle des deux précédens. Tant qu'il demeurera démontré que la bave d'un animal enragé, inoculée
à un autre animal, communique la rage à celui-ci, il
le sera également que cette cruelle maladie est due à
l'action d'un germe d'une cause spécifique : les médecins qui nient l'existence du virus rabique, prétendent
que la rage n'est que l'effet de la terreur qu'inspire la
morsure d'un animal suspect ; mais cette assertion n'est
nullement fondée, car on a vu des individus devenir
hydrophobes quoiqu'ils fussent restés dans la plus grande
sécurité après leur blessure, tandis que d'autres qui
avaient été mordus par le même animal, et qui étaient
extrêmement frappés du péril qui les menaçait, n'ont
éprouvé aucun accident. Personne n'ignore en outre
que les animaux et les enfans au berceau, qui très-cer-
tainement sont exempts de tout sentiment de terreur,
contractent la rage lorsqu'ils sont mordus par un chien
enragé. On a allégué encore, à l'appui de la manière
de voir que je combats, que la maladie dont il s'agit ici
dépend uniquement de l'irritation des nerfs de la partie
mordue. Si ce fait était vrai, la rage ne devrait jamais
survenir à la suite d'une morsure superficielle : or,
l'observation atteste non-seulement le contraire, mais
on assure même que les morsures légères sont les
plus dangereuses. En second lieu, et en raisonnant toujours dans cette hypothèse, une morsure faite au travers
des vêtemens et une morsure faite à nu, ne devraient
présenter aucune différence sous le rapport du danger
dont elles s'accompagnent ; il est généralement reconnu
cependant que la première est infiniment moins grave

que la seconde. « Enfin, disent MM. *Roche* et *Sanson*
les morsures les plus profondes comme les plus légères,
faites par des chiens non enragés , ne communiquent
pas la rage : il y a donc autre chose que la nature de
la plaie et l'irritation des nerfs de la partie , dans la
production de cette maladie. Cette autre chose est-
elle *un virus ?* Nous n'en doutons aucunement (1) ».
Il est à peine besoin de dire que quoiqu'il soit prouvé
que la rage se développe quelquefois spontanément
chez l'homme, cette circonstance né saurait infirmer
l'opinion que je viens d'émettre ; car, tout ce que j'ai
avancé en parlant de la spontanéïté de la petite vérole,
serait applicable à ce cas-ci. Ce n'est pas au reste le
seul trait d'analogie que la cause spécifique de la rage
et le virus variolique présentent dans leur manière
d'agir : comme ce dernier, le virus lyssique n'exerce
aucune action sur certains individus, il n'a besoin que
d'être inséré sous la peau, pour produire l'hydropho-
bie ; une plaie considérable et qui saigne beaucoup
peut en empêcher les effets, parce qu'il arrive souvent
alors qu'il est entraîné par le sang. La seule différence,
en un mot, qu'il y ait entre ces deux germes, consi-
dérés sous ce rapport, c'est que celui qui nous occupe ne se communique ni au moyen de l'air, ni par
le contact médiat, et que les saisons ou les diverses
constitutions de l'atmosphère ne lui font éprouver aucune modification.

La syphilis est-elle produite par un virus ? Cette

(1) Nouveaux élémens de pathologie, pag. 258.

question, qui aurait pu étonner nos pères, et qui na-
guère même eût paru oiseuse ou ridicule, est cependant vivement agitée aujourd'hui. Telle est maintenant la manière rigoureuse dont nous procédons en
médecine, qu'on a pour ainsi dire remis tout en discussion, et que les choses les mieux prouvées en apparence sont devenues des sujets de controverse. Mon
intention n'est point d'exposer ici tout ce qu'on a pu-
blié pour ou contre l'existence du virus vénérien ;
mais comme l'opinion que MM. *Roche* et *Sanson* ont
émise à ce sujet, me paraît la plus probable, je me
bornerai à la transcrire : « Que cette maladie, disent ces
auteurs, ait son siége dans le système lymphatique, cela
ne paraît pas douteux ; que ce soit une irritation, on le
conteste à peine ; mais tandis que plusieurs médecins prétendent que c'est une irritation *spécifique*, produite et
entretenue par la présence d'un virus, d'autres n'y
voient qu'une inflammation ou une sub-inflammation
ordinaire, et nient l'existence du virus. L'une et l'autre de ces opinions trouve d'habiles défenseurs également appuyés sur des faits, et l'esprit flotte incer-
tain sans savoir laquelle adopter. Cependant, toutes
deux nous semblent trop exclusives, et voici celle que
nous nous sommes formée de la méditation des faits
et des discussions auxquelles ils ont donné lieu. Nous
regardons la syphilis comme une inflammation ordi-
nairement chronique du système lymphatique, princi-
palement de celui des parties génitales, pouvant se
développer sous l'influence de toutes les causes ordi-
naires de l'irritation de ces parties ; mais le plus ordi-

nairement produite par le contact d'un virus ou pus irritant, sécrété dans les points enflammés ou ulcérés » (1).

La gale doit à mon avis, être rangée parmi les maladies virulentes. Plusieurs auteurs prétendent, il est vrai, qu'elle est occasionnée par un insecte; mais d'abord, ce que les écrivains qui nous ont précédés ont dit de cet animalcule ne me paraît rien moins que concluant; en second lieu, je ne doute certainement pas de la bonne foi de M. *Galés*, mais il ne serait pas impossible qu'il se fût fait illusion, et qu'il nous eût donné la description d'un être imaginaire. Je serais d'autant plus porté à embrasser cette opinion, que ce pharmacien est le seul des savans de cette époque qui croie avoir réussi à découvrir l'*acarus scabiei*, et que ses expériences ayant été reprises par MM. *Alibert*, *Biet*, et une foule d'autres médecins français et étrangers, les recherches de ces habiles observateurs ont été constamment infructueuses. Or, puisque d'une part, l'existence de l'*acarus* est plus qu'hypothétique, et que de l'autre, la contagion de la gale est parfaitement démontrée, je pense qu'on ne peut se refuser à considérer cette affection comme provenant d'une cause spécifique.

La rougeole et la scarlatine passent généralement pour être contagieuses : toutes les deux, suivant les pathologistes, n'attaquent qu'une fois dans la vie; les saisons exercent sur elles une grande influence; elles

(1) Ouvrage cité, pag. 314.

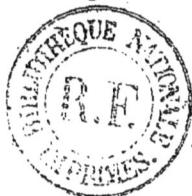

se développent enfin par contact médiat ou immédiat comme la petite vérole. Si ce dernier caractère surtout était positif, il ne laisserait aucun doute sur la nature spécifique de ces affections; mais lorsqu'au lieu de s'attacher si fort aux mots, on s'arrête davantage aux choses, on ne tarde pas à s'apercevoir qu'il est extrêmement difficile de reconnaître le virus qui les détermine. On me répliquera peut-être qu'on inocule facilement la rougeole. Eh bien! si ce fait est vrai, admettons, j'y consens, un germe pour cette phlegmasie. Mais dès le moment qu'il n'est pas prouvé que l'autre se propage de cette manière, je ne vois pas sur quoi on pourrait se fonder pour agir de même à son égard. L'existence d'un virus pour la rougeole et la scarlatine est donc selon moi fort problématique; et si tant est que cette hypothèse ne doive pas être entièrement rejetée, je pense que dans tous les cas, elle ne serait admissible que pour le premier de ces états morbides seulement.

Les maladies dont il vient d'être question sont celles qu'on appelle contagieuses par germe. Les quatre premières seulement ont pour propriété caractéristique de produire un liquide particulier, *qui possède incontestablement la faculté contagieuse, dont la plus petite quantité renferme toutes les conditions nécessaires au développement de la maladie, et suffit pour la reproduire toujours absolument la même* (1). Mais cette propriété, comme on a pu le voir par ce qui pré-

(1) Dictionnaire de méd. en 18 vol., tom. 5, pag. 542.

cède, devenue déjà difficile à constater pour la rougeole, n'appartient pas évidemment à la scarlatine. Si
nous passons maintenant à l'examen des affections pes-
tilentielles, nous verrons que ce mode de transmission
n'entre pour rien dans leur développement; en d'autres termes, nous nous convaincrons que les maladies
qui ont suscité la plupart de nos mesures de salubrité
publique (*le typhus nosocomial, la fièvre jaune* et *la
peste*) ne sont pas transmissibles par le contact. La
source de toutes les divagations dont le système de
la contagion a été l'objet, vient, je le répète, de ce
qu'on n'est pas parti d'un point fixe et bien déterminé :
si l'on avait réfléchi au véritable sens qu'on doit attacher aux mots *contagion* et *virus*, avant de chercher
à connaître le nombre de ces derniers, on n'aurait pas
été si embarrassé pour y parvenir. De même, si avant
de parler d'*infection*, on s'était fait une idée nette de
ce qu'il faut entendre par ce mot, on aurait senti la
différence qu'il y a entre ce mode de propagation et
la contagion proprement dite; on n'aurait pas donné
dans une infinité d'erreurs, et nous aurions sans doute
des lois sanitaires plus sages. Lorsque des miasmes dé-
létères, provenant de causes locales, s'élèvent dans
l'atmosphère et la rendent impure, nous disons alors
qu'il y a *infection*; lorsqu'au contraire, un principe,
un germe transmis d'un individu malade à un individu
sain par contact médiat ou immédiat, occasionne chez
celui-ci, et cela indépendamment de la salubrité des
lieux, un état morbide absolument semblable à celui
dont l'autre est atteint, nous appelons cela *contagion*.

Dans le premier cas, la maladie ne se communique pas par inoculation; l'air seul peut servir de véhicule à la cause inconnue qui la produit. « On ne l'aura pas, dit M. *Devèze*, si on ne va pas la puiser dans son foyer d'activité ; et dès-lors, les lazarets, les quarantaines, les cordons sont parfaitement inutiles. Il faut fuir les lieux infectés ; il faut les assainir : voilà tout le secret du système sanitaire à adopter » (1). Dans le second cas, il y a des virus, qui, transmissibles partout, et par divers milieux, déterminent le mal. Que si l'on alléguait qu'il est impossible de tracer une ligne de démarcation entre la contagion et l'infection, puisqu'il y a des affections qui se propagent par l'un et l'autre de ces modes de transmission, je répondrais que ce fait n'est prouvé que pour la variole et la rougeole, en supposant toutefois que cette dernière soit décidé-ment virulente. Cette objection d'ailleurs ne saurait infirmer mon opinion : il importe fort peu en effet qu'il y ait des maladies qui jouissent de la double faculté de se transmettre par le contact et par la respiration d'un air impur ; l'essentiel est de savoir s'il en existe qui ne soient communicables que par infection, et si surtout le typhus, la fièvre jaune et la peste ne sont pas de ce nombre. Or, c'est ce qui, je pense, résultera clairement de la discussion dans laquelle je vais entrer.

La première de ces maladies d'abord, de l'aveu des contagionistes de bonne foi qui ont eu occasion de l'observer, n'est communicable ni par conta-

(1) Mémoire au Roi, pag. 25.

gion ni par infection, lorsqu'elle se développe spontanément, et qu'à cette circonstance ne se joint pas
celle de l'encombrement : il n'est pas d'exemple en
effet que le typhus ait été transmis à des individus
sains par contact ou par le moyen de l'atmosphère,
toutes les fois que survenue chez nos soldats, à la
suite de chagrins prolongés , de marches forcées,
d'une mauvaise alimentation, etc. , les malades res-
taient en plein air. Quant à ces épidémies vraiment
effrayantes qui firent tant de ravages en 1813 et en
1814, soit en Allemagne, soit en France, elles ne
militent pas plus en faveur de l'hypothèse que je combats, que le cas précédent. Lorsqu'un blessé bien
portant, du reste, entrait dans une salle remplie d'hommes atteints du typhus , il n'y contractait pas cette
affection , parce qu'il touchait les vêtemens ou le corps
de ses camarades , mais bien parce qu'il respirait un
air infect. Une preuve de cela , c'est que les chirurgiens militaires pansaient tous les jours les plaies ou
les vésicatoires de nos malheureux guerriers , sans
qu'il en résultât rien de fâcheux pour leur santé. Une
preuve plus claire encore de la vérité de cette assertion , c'est que ces mêmes malades qui passaient pour
être des foyers directs de contagion dans l'hôpital,
sortis de là et placés isolément dans des lieux salubres ,
devenaient d'une innocuité parfaite pour les personnes
qui les entouraient.

La fièvre jaune , sur laquelle les contagionistes se
sont tant appuyés de nos jours pour défendre leur
système , n'est pas plus communicable par contact

direct ou indirect que le typhus. On est tellement
convaincu, de cette vérité aux Etats-Unis d'Amérique,
que chaque fois qu'une épidémie de ce genre se déclare dans une ville, on se hâte d'en faire sortir les
habitans, et cette mesure seule suffit pour en arrêter
le cours. Lorsque ce fléau terrible dévasta la capitale
de la Catalogne, il présenta les mêmes caractères que
dans le Nouveau-Monde. Pour prouver d'ailleurs que
cette affection ne fut pas contagieuse, il ne faut que
citer le texte du rapport des médecins français char-
gés de l'observer : ces Messieurs disent positivement,
en effet, que son intensité diminua aussitôt que l'émi-
gration eut été permise ; ils affirment, en outre, qu'une
fois sortis de la ville, les malheureux pestiférés pou-
vaient être soignés sans danger pour la santé des
assistans. Or, je le demande, si la maladie avait été
virulente aurait-elle perdu si vîte la propriété de se
transmettre par le contact? N'est-il pas évident, au
contraire, que si elle exerça de si grands ravages au
dedans, ce fut uniquement parce que l'air qu'on y
respirait portait avec lui des germes de mort? Etrange
manière de raisonner que celle qui se réduit implici-
tement à la proposition suivante : la fièvre jaune,
transmissible par contact dans Barcelone, cessait de
l'être hors de cette cité populeuse, et pouvait de nou-
veau devenir telle, suivant que l'individu qui en était
atteint, faisait le voyage de la ville à la campagne, et
de la campagne à la ville! Mais ces argumens ne sont
pas les seuls qu'on puisse alléguer contre le sentiment
de la commission ; s'il faut en croire le manifeste qui

fut adressé aux Cortés, par une réunion libre de médecins nationaux ou étrangers, non-seulement Messieurs les rapporteurs auraient ou mal observé ou al-
téré des faits, mais celui de l'importation ne fut nullement prouvé. Que si l'on m'objecte que l'opinion de
personnages aussi distingués que ceux que le Gouver-
nement français avait envoyés, offre un caractère
d'authenticité que ne saurait avoir celle de quelques
praticiens peu connus dans le monde médical, je répliquerai que je suis loin, certes, d'être de cet avis.
D'abord, il y avait des savans du premier ordre parmi
les gens de l'art qui se rendirent volontairement à
Barcelone ; en second lieu, *une réunion libre et spon-*
tanée d'hommes venus dans la seule vue philantro-
pique d'examiner si l'épidémie qui régnait en Espa-
gne ressemblait à celle qu'ils avaient observée, soit
en divers autres points de l'Europe, soit en Afrique,
soit dans les Indes orientales ou occidentales (1),
une réunion, dis-je, de ce genre, méritait qu'on eût
autant de croyance en elle, qu'une commission, très-
recommandable sans doute, mais dont le but bien certainement n'était ni plus noble ni plus désintéressé.
J'en resterais-là, que j'aurais prouvé que la fièvre jaune
n'est pas contagieuse dans le sens qu'on doit attribuer
à cette expression. Mais il existe des faits plus con-
cluans encore : on a couché avec les malades ; on s'est
servi de leurs vêtemens ; on a avalé la matière noire
des vomissemens ; tous les moyens de contagion, en

(1) Cette phrase a été extraite textuellement du manifeste.

un mot, ont été tentés par des médecins d'une véra-
cité reconnue, sans que pour cela la maladie ait jamais été communiquée (1); donc elle n'est pas transmissible par le contact; donc, lors-même qu'elle sévit
avec le plus d'intensité, elle n'est susceptible de se
propager que par infection.

Quoique la peste soit connue depuis un temps immé-
morial, nous n'en sommes pas mieux fixés sur la nature
de l'agent qui la détermine. Presque tous les auteurs la
regardent, il est vrai, comme l'affection la plus émi-
nemment contagieuse qui ait affligé l'espèce humaine;
mais lorsqu'on soumet à une discussion sévère les faits
sur lesquels repose cette manière de voir, on ne tarde
pas à se convaincre qu'ils ne sont pas péremptoires.
Bien plus, il n'existe peut-être pas une histoire du typhus d'Orient, d'où l'on ne puisse inférer que l'air ne
soit au moins le plus puissant moyen de propagation de
cette maladie : la peste de Syracuse, qui fit périr toute
l'armée carthaginoise et une grande partie de l'armée
romaine, dut évidemment son origine à la chaleur insupportable de la saison dans laquelle on était, et à

_____

(1) Tout le monde connaît les expériences courageuses des *Potter*,
des *Fsirth*, des *Parker*, des *Cabanellas*, des *Lavallée*, des *Cher-
vin*, etc. Mais le praticien qui a été le plus loin, celui qui, comme
le dit M. *Lefort*, a atteint les dernières bornes de l'audace et du dé-
vouement, c'est M. *Guyon*, chirurgien-major du 1er. bataillon de la
Martinique : ce jeune et généreux médecin s'est inoculé la matière
noire; il l'a avalée; il a revêtu la chemise d'un homme qui venait d'ex-
pirer; il a en un mot essayé sur sa personne toutes les voies de contagion, tous les modes de contact et d'inoculation possible, sans que sa
santé en ait paru altérée un seul instant. "

l'insalubrité des lieux (1). Celle dont les gaulois qui
étaient venus camper sous les murs du Capitole furent
victimes, reconnaissait une cause analogue (2). La maladie affreuse qui dans le 14me. siècle menaça de dé-
peupler l'Europe, se manifesta, dit-on, en Asie, et
parcourut successivement la plus grande partie du globe;
mais outre que le fait de son importation n'est pas
prouvé, si l'on consulte les écrivains qui ont parlé de
ce temps malheureux, on verra que tous les pays où
elle fut observée présentaient un concours de circonstances locales, telles, que son développement spontané
n'a rien qui doive nous surprendre : l'abandon de l'agri-
culture, la malpropreté des villes, la dissolution des
mœurs portée à son comble, les guerres que se faisaient
les princes d'alors, par dessus tout une famine épou-
vantable et générale, voilà sans contredit des causes
plus probables du fléau destructeur qui ravagea le monde
à cette époque, que l'importation d'un germe imaginaire. Mais au lieu de nous arrêter à des relations écri-
tes en général par des personnes étrangères à la médecine, et qui sont d'ailleurs trop incomplètes pour qu'on
puisse en tirer quelque conséquence, passons à l'examen d'événemens plus rapprochés de nous ; voyons si
la fameuse épidémie de Marseille dut à la contagion
les progrès effrayans qu'elle fit. Pour moi, je suis d'autant plus éloigné de la considérer comme un exemple
de l'extrême activité d'un virus pestilentiel, qu'il n'est

(1) *Tite-Live*, livre 25, chap. 29.
(2) *Tite-Live*, livre 5, chap. 48.

pas démontré qu'elle ait été importée. Suivant *Didier*, en effet, il y avait déjà des pestiférés dans la ville, près de six semaines avant l'arrivée du navire du capitaine Chataud. Mais ce qui prouve, sans réplique, que l'activité d'un prétendu germe, apporté de Syrie, n'entra pour rien dans la propagation du mal , et que l'oubli de toute police sanitaire (1), et la terreur qui s'empare si facilement des esprits dans les grandes calamités publiques, en furent les causes principales, c'est que les médecins de Montpellier, que le régent envoya, s'exposèrent impunément à tous les genres de contagion. « Ils approchent de sang-froid les malades, sans répugnance et sans précaution, dit le *Mémorial de l'Hôtel-de-Ville* ; on les voit s'asseoir sur leurs lits , toucher leurs tumeurs et leurs plaies , y rester le temps nécessaire pour s'instruire de leur état, et voir opérer les chirurgiens. Dans les hôpitaux, dans les maisons, dans les places publiques, ils se montrent partout les mêmes. On croirait qu'ils sont invulnérables, et comme des anges tutulaires envoyés de Dieu. Ils refusent l'argent même des riches, et ne reçoivent que des bénédictions. Ces médecins étaient *Chicoyneau*, *Didier* et *Verni*. »

La peste de Moscou ne milite pas plus en faveur de l'hypothèse de la *transmissibilité* par contact du typhus d'Orient, que celles dont j'ai déjà parlé. D'abord,

---

(1) Il est prouvé que durant le fort de la maladie, les rues de Marseille furent constamment remplies de cadavres humains et de cadavres d'animaux, indépendamment des quantités énormes de matelas , de hardes de toute espèce, qu'on y avait jetés, et qui, souillés d'immondices et d'excrémens, répandaient une odeur insupportable.

la plus grande obscurité règne sur son origine, et rien
n'atteste qu'elle soit venue de *Kiow*, comme on le
prétend; en second lieu, la marche qu'elle prit suffit
seule pour prouver qu'elle ne dépendait pas de l'inoculation d'un virus. Si l'on réfléchit, en effet, 1°. que
cette affection ayant commencé en Novembre 1770,
cessa totalement en hiver pour reparaître au mois de
Mars suivant (1); 2°. qu'elle ne parvint à son *summum*
d'intensité qu'au mois d'Août (2); 3°. qu'elle disparut
définitivement après le retour du froid; 4°. qu'elle
n'exerça ses ravages que parmi le peuple et dans la classe
la plus indigente, puisqu'au milieu de l'effrayante mor-
talité qui eut lieu, il ne périt que trois nobles et très-
peu de citoyens distingués; 5°. qu'on fit servir les pestiférés par les premiers qui avaient été attaqués de ce
fléau et qui y avaient resisté, sans qu'aucun d'eux en fut
atteint une seconde fois (3); si l'on réfléchit, dis-je,
à toutes ces circonstances, je suis persuadé que quelque tendance qu'on ait à se laisser entraîner par l'a-
mour du merveilleux, on demeurera convaincu de la
non-contagion de l'épidémie de Moscou.

(1) C'est-à-dire, à l'époque où l'humidité et la chaleur succédant au
froid deviennent une source de dérangement.

(2) Lorsqu'une température extrêmement élevée fait que les matiè-
res animales et végétales en putréfaction se répandent dans l'atmosphère, et deviennent des foyers d'infection.

(3) On pourra m'objecter, je le sais, que la peste n'attaque jamais
qu'une fois dans la vie; mais ce prétendu caractère des maladies pesti-
lentielles proprement dites, est généralement reconnu aujourd'hui
pour une supposition démentie par les faits les mieux avérés.

Les affections typhoïdes qui s'observent si souvent sur les bords du Nil et du Bosphore ne présentent pas d'autres caractères que les précédentes. Seulement, le fait de la transmission par le moyen de l'air est en quelque sorte mieux prouvé pour elles que pour les autres : tout le monde sait en effet que la peste se déclare en été à Constantinople, parce que la chaleur y est humide, et cesse en hiver, parce que le froid y est rigoureux. En Egypte, au contraire, l'hiver fait naître la peste, parce qu'il est humide et doux, et l'été la détruit, parce qu'il est chaud et sec. Une preuve irréfragable enfin que cette maladie ne se communique que par infection, et qu'on ne la contracte pas lorsqu'on ne va pas la puiser dans son foyer d'activité, c'est que M. *Pugnet*, qui a eu occasion de l'observer à Damiette, assure qu'elle resta confinée dans la ville malgré les nombreuses communications que les habitans avaient avec ceux des lieux circonvoisins.

Ce que je viens de dire sur les diverses épidémies de typhus d'Orient qui ont régné, soit en Europe, soit en Afrique et en Asie, prouve sans réplique, selon moi, qu'elles ne se sont jamais développées que sous l'influence de causes locales, et que l'air a constamment été leur moyen unique de propagation. Si malgré tout ce que j'ai allégué à l'appui de mon opinion, il se trouvait néanmoins encore des personnes qui persistassent à croire que la peste est transmissible par le contact, et si l'on se fondait pour cela sur quelques faits épars, d'après lesquels il paraîtrait qu'elle est susceptible d'inoculation, je leur opposerais l'immortelle expérience de M. le professeur *Desgenettes*. Certes, si mon argument n'était pas péremptoire, il suffirait du moins pour contre-balancer le leur.

L'histoire des virus se termine naturellement ici, puisque j'ai parlé de toutes les maladies que les pathologistes ont coutume de distinguer en *contagieuses par germe* et en *contagieuses sans germe, ou dont le germe se détruit facilement*. Ce n'est pas cependant qu'on n'ait admis beaucoup d'autres causes spécifiques; mais comme les affections que ces dernières sont censées produire ne se communiquent ni par contact, ni même par infection, il en résulte que cette hypothèse se trouve directement en opposition avec le sens que la plupart des auteurs attachent au mot virus, ce qui nécessairement doit la faire rejeter; ainsi, les scrophules, la phthisie pulmonaire, le cancer, le rhumatisme et la goutte, n'étant transmissibles par aucun moyen de contagion, il est clair que ces états pathologiques ne sont pas occasionnés par un germe morbifique (1).

Si nous récapitulons maintenant tout ce qui a été dit dans le cours de ce Mémoire, nous verrons qu'il résulte de la discussion à laquelle je me suis livré : 1°. qu'il n'y a que quatre virus dont l'existence soit bien prouvée;

(1) Les personnes au reste à qui cette courte explication ne paraîtrait pas suffisante, et qui désireraient d'avoir des détails plus amples sur une matière de cette importance, n'ont qu'à consulter les ouvrages de M. Broussais et de quelques-uns de ses élèves. Voyez encore, pour ce qui concerne la non-existence des virus tuberculeux, rhumatismal et goutteux; les deux Mémoires que j'ai publiés dans ce journal, l'un sur les tubercules, l'autre sur le rhumatisme. (*Journ. méd.*, 2me. année, tom. III., pages 27 et 199.

2°. que celui de la rougeole a besoin pour être reconnu d'être confirmé par de nouvelles expériences ; 3°. qu'on n'est nullement en droit de regarder la scarlatine comme une maladie contagieuse par germe ; 4°. que le virus typhique, c'est-à-dire, celui de la peste, de la fièvre jaune, etc., n'existe pas ; 5°. que l'hypothèse de la virulence des affections rhumatismales, goutteuses, cancéreuses, tuberculéuses, etc., est d'autant plus absurde, qu'elle est manifestement en contradiction avec l'idée que ceux qui la soutiennent se forment eux-mêmes des virus.

Telle est, selon moi, la manière dont on doit considérer aujourd'hui la contagion et les agens spécifiques qui la déterminent. Tant qu'on ne procédera pas de la sorte, on n'arrivera à aucun résultat positif : envisager en effet la question qui nous occupe sous le même point de vue que les contagionistes, c'est retomber dans le vague et l'obscurité d'un système fondé sur des erreurs, et consacré par la crédulité des peuples ; prétendre au contraire avec certains novateurs qu'il n'existe pas de germe morbifique, c'est nier un fait évident. Il n'y a donc que la théorie que je viens d'établir qui puisse être admise dans l'état actuel de la science : elle seule lève tous les doutes ; elle seule applanit toutes les difficultés ; elle seule enfin nous donne une solution plausible du problème des virus.

(Mémoire inséré dans la 1re. livraison du tom. IV du *Journal médical de la Gironde*.

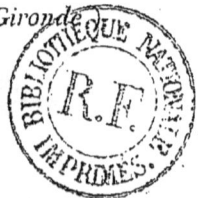